Beate Großsteiner

Fitness für Vielsitzer

Wie schafft man einen Ausgleich im Büroalltag?

Bibliografische Information der Deutschen Nationalbibliothek:

Bibliografische Information der Deutschen Nationalbibliothek: Die Deutsche Bibliothek verzeichnet diese Publikation in der Deutschen Nationalbibliografie; detaillierte bibliografische Daten sind im Internet über http://dnb.d-nb.de/ abrufbar.

Copyright © 2018 Diplom.de
Druck und Bindung: Books on Demand GmbH, Norderstedt Germany
ISBN: 9783961167791

https://www.diplom.de

Beate Großsteiner

Fitness für Vielsitzer

Wie schafft man einen Ausgleich im Büroalltag?

Diplom.de

Inhaltsverzeichnis

1. Einleitung

Warum habe ich mich für dieses Thema entschieden? Was sind meine Gedankengänge, welche Ziele möchte ich mit meiner Diplomarbeit erreichen? Nachstehend meine Erörterung, warum ich mich für dieses Thema entschlossen habe.

Ich selbst bin seit ca. sieben Jahren hauptberuflich als Bürokauffrau tätig und bereits im Alter von 17 Jahren traten bei mir Schmerzen in der Brust-, und Lendenwirbelsäule auf. Dadurch kam es häufig zu Schlafstörungen, welche meine Konzentration im Berufsalltag negativ beeinflussten. Somit fühlte ich mich bereits in sehr jungem Alter nicht fit und auch in meinem Körper nicht richtig wohl. Aufgrund meines leichten Übergewichtes, bekam ich bei der ärztlichen Kontrolluntersuchung den Rat, mich regelmäßig außerhalb des Büros zu bewegen bzw. mich sportlich zu betätigen. Diesen Rat befolgte ich auch. Langsam, jedoch mit messbaren Fortschritten, begann ich mit einem Ausdauertraining wie Rad fahren und joggen. In den darauffolgenden drei Monaten verschwanden einige Kilos und so beschloss ich im Sommer 2015, ein Fitnessstudio aufzusuchen und mich anzumelden. Nach Erstellung eines auf mich persönlich abgestimmte Übungen, bezugnehmend auf meinen Rücken, konnte ich bereits nach sechs Wochen Veränderungen spüren und auch an meinem Körper sehen. Etwa alle 12 bis 16 Wochen wurden mir neue Übungen gezeigt, welche mich immer wieder zu Verbesserungen anspornten. Auch meine Rückenbeschwerden waren innerhalb von drei Monaten komplett beseitigt. Ich beschäftigte mich immer intensiver mit der Thematik und holte mir Tipps und Erfahrungsberichte von anderen Trainingskollegen. Es vergingen zuerst Monate, dann Jahre und ich wurde immer stärker, besser und vor Allem selbstbewusster. Diese positiven Erfahrungen und Erfolgserlebnisse bringen mich bis heute dazu, regelmäßig Sport zu betreiben und mich immer ein Stück weiter zu entwickeln und zu verbessern.

Mein Wunsch ist es, durch meine Ausbildung zum Fitness- und Gesundheitstrainer auch andere Personen von meiner Leidenschaft begeistern zu können und meinen Mitmenschen gesundheitlich weiterzuhelfen und zu unterstützen. Leider wird durch die industrielle Revolution die Bewegung im Alltag immer geringer, was zumeist auf die berufliche Tätigkeit zurückzuführen ist. Daher möchte ich durch einfache Tipps und meiner persönlichen

Erfahrung Menschen eine gesundheitliche Unterstützung im Büroalltag geben und allgemeines Bewusstsein schaffen, wie wichtig der Ausgleich zum ständigen Sitzen ist. Nicht zu vergessen ist, dass durch ein besseres Wohlbefinden ein zusätzlicher Motivationsfaktor gegeben ist und Sport als Ausgleich und nicht als Pflicht angesehen werden kann.

2. Hauptteil

„Der Mensch ist nicht für´s Sitzen gemacht": Unser gesamter Organismus hat sich ganz und gar nicht ans Sitzen gewöhnt. Der Grund: In rund zwei Millionen Jahren entwickelte sich der Mensch zu dem, was er heute ist. Seit der industriellen Revolution, die uns zum Homo sedens (lat. sitzender Mensch) machte, sind ungefähr 300 Jahre vergangen. Die maschinelle Produktion in großem Ausmaß, ebenso wie die Fortbewegung mit der Eisenbahn und dem Auto führten zu einer radikalen Veränderung von der, auf harter Arbeit und viel Bewegung ausgerichteten Lebensweise unserer Vorfahren. Der allgemeine Bewegungsmangel, und besonders das Viel- und Dauersitzen, stellen eine große Belastung für den gesamten Rumpfbereich des Menschen dar. Es nehmen daher die körperlichen Beschwerden in diesem Bereich des Körpers stetig zu.

Die Vorgaben zur ergonomischen Sitzhaltung und diverse Gesundheitsgefahren betreffen den gesamten Menschen, nicht nur die Wirbelsäule. Diese meldet sich zwar oft zuerst, doch das Dauersitzen wirkt sich zudem auf das Herz-Kreislauf-System, die Muskeln und Organe (etwa die Lunge), aber auch auf Gelenke, Venen, Hände, Finger und Augen aus. Wenn man bedenkt, dass in der Steinzeit der Mensch noch zwischen 30 und 40 Kilometer am Tag zurücklegte, liegt die durchschnittliche Wegstrecke, die ein Büroarbeiter heute geht, bei ungefähr zwei Kilometern, bei Dauersitzberufen wie etwa bei einem Rezeptionisten verringert sich diese Strecke sogar auf nur 0,8 Kilometer.

2.1. Bandscheiben und Wirbelsäule

2.1.1. Auswirkungen & Risiken

Die Wirbelsäule erlaubt das Stehen, Gehen, Liegen und Sitzen sowie die Bewegung des Vorbeugens (Inklination), des Rückwärtsbeugens (Reklination), der Drehung um die Hochachse (Rotation), der seitlichen Beugungen nach links und rechts (Seitneigung, Lateralflexion) sowie unzählige komplexe Torsionen (gleichzeitige Rotation, Seitneigung und Vorbeugen nach diagonal). Dieser enorme Bewegungsreichtum wird im Zusammenspiel mit den Bandscheiben (Zwischenwirbelkörpern) erreicht. Diese führen die Funktion des Abstandhalters als sanft nachgebende Kissen bei Bewegung und Haltung und als Puffer bei unterschiedlich starken Stößen aus. Das Auffangen der auftretenden physikalischen Belastungen ist nur durch innere Druckerhöhung gegenüber dem Außendruck und durch starke Bänder und Muskeln rund um die Wirbelsäule möglich. Die Bandscheiben sind an der Ober- und Unterseite fest mit den Wirbelkörpern verwachsen. Sie bestehen aus dem inneren Kern, die eine gallertartige Masse enthalten und zu etwa 85 Prozent flüssig sind. In Drucksituationen wird Flüssigkeit an die Umgebung abgegeben. Bei Entspannung saugen die Bandscheiben das Wasser wie ein Schwamm wieder auf. Man nennt diesen Stoffwechselvorgang Diffusionsernährung, was besagt, dass die erforderlichen Eiweiße, Salze und Zucker aus der unmittelbaren Umgebung aufgenommen und anschließend wieder abgegeben werden. Der Austausch erfolgt also weitgehend durch den Wechsel von Druck und Entlastung. Dieser Mechanismus ist entscheidend für die Gesundhaltung der Bandscheiben. Ohne ausreichende Be- und Entlastung werden die Bandscheiben dünner und nehmen an Elastizität ab. Das heißt auch: Die Bandscheiben werden durch Bewegung gesund gehalten. Langes statisches Sitzen führt nun aber dazu, dass der Stoffwechsel der Bandscheiben ins Stocken gerät, was zur Unterernährung der besonders belasteten Segmente führt. Dadurch verlieren die betroffenen Bandscheiben nach und nach ihr Quellvermögen. Sie verschließen infolge von Verkalkung und Flüssigkeitsabnahme, werden brüchig und schrumpfen. Die Konsequenzen reichen von der Bandscheiben-Vorwölbung bis hin zum Bandscheibenvorfall. Beim all bekannten Bandscheibenvorfall wird das Gewebe der Bandscheibe zwischen den Wirbelkörper immer mehr nach außen gedrückt, siehe Abbildung 1. Die Schmerzen treten erst dann auf, wenn die vorgewölbte Bandscheibe bzw. ausgetretenes Gewebe auf eine Nervenwurzel oder einen Nerv drückt. Umso stärker die Nervenwurzel vom Gewebe berührt wird, umso stärker sind die Beschwerden.

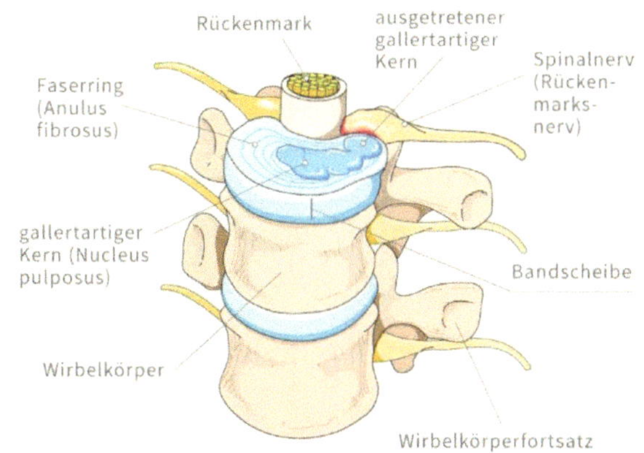

Abbildung 1 :Bandscheibenvorfall[1]

2.1.2. Vorbeugung und Behandlung vom Bandscheibenvorfall

Das Wichtigste zur Vorbeugung des Bandscheibenvorfalls sind eine ausreichende Bewegung und regelmäßiger Sport. Wie bereits vorhin erwähnt, ist die Bewegung die „Nahrung" für jede Bandscheibe. Schwere Lasten sollen richtig gehoben werden, das heißt beim Aufheben eines Gegenstandes in die Knie gehen um so die Wirbelsäule zu entlasten. Eine akute Überbelastung der Wirbelsäule, beziehungsweise der Bandscheibe, ist oft die Ursache eines Bandscheibenvorfalls. Somit sollten schwere Lasten richtig verlagert werden. Das heißt beim Anheben sollte auf jeden Fall in die Knie gegangen werden, die Muskulatur der Beine sollte im Optimalfall die Arbeit erledigen. Die Wirbelsäule muss dabei gestreckt sein. Zusätzlich soll darauf geachtet werden, das Gewicht in beiden Händen zu tragen, um dieses gleichmäßig zu verteilen.

Bei den meisten Bandscheibenvorfällen reicht eine konservative Therapie aus, eine Operation ist also nicht notwendig. Zu Therapiemöglichkeiten zählen:

- Bewegung, Entspannung und Entlastungshaltung

- Medikamente

- Manuelle und physikalische Therapien

---

[1] Web, www.onmeda.de ,2018, 4

- Wirbelsäulennahe Spritzen

Bei starken Beschwerden, die länger als sechs Wochen dauern und eindeutig von einem Bandscheibenvorfall verursacht werden, kann nach einer entsprechenden Diagnostik eine Operation durchgeführt werden. Ziel ist es, den betroffenen Nerv zu entlasten.

Auf jeden Fall ist eine Operation bei folgenden Symptomen notwendig:

- Schwerer Bandscheibenvorfall beim Nervenbündel am Ende des Rückenmarks

- Blasen- und Mastdarmlähmung

- Schwere motorische Ausfälle

2.2. Muskeln und Sehnen

2.2.1. Auswirkungen & Risiken:

Durch eine Dauerbelastung, wie sie beim Sitzen auftritt, können Muskeln leicht überbeansprucht werden. Die Folge sind Verhärtungen und Verkürzungen einzelner Muskeln sowie Sehnenprobleme, welche oft mit Schmerzen verbunden sind. Bei „Vielsitzern" kommt es nicht nur zu einer Abnahme der Bewegungsmuskulatur, sondern gleichzeitig zu einer Überforderung der tonischen Muskulatur aus roten Muskelfasern (Haltemuskeln) und damit zu einer ungesunden Dysbalance. Bei längerem Nichtgebrauch bilden sich Muskeln zurück und verlieren bis zu 50 Prozent ihrer Leistungsfähigkeit. Dies macht sich nicht nur im Kraftverlust, sondern auch in Bezug auf Ausdauer und Koordinationsfähigkeit bemerkbar. Doch damit nicht genug. Die annähernd 600 Muskeln des menschlichen Körpers sind gleichzeitig sein größtes Stoffwechselorgan. Selbst die Knochen sind auf die tägliche Aktivität der Muskeln angewiesen. Bei eingeschränkter Muskelaktivität steigt das Osteoporoserisiko erheblich.

Beinvenen: Venenkrankheiten sind mittlerweile ein Volksleiden geworden. Unsere Lebensweise trägt dazu viel bei, vor allen der Mangel an Bewegung ist Auslöser dieses Leidens. Beim Laufen oder Wandern stützt die Muskulatur wie eine Art pulsierender Kompressionsring die Venen und hilft mit, das Blut aus den Beinen zurück zum Herzen zu pumpen. Beim Sitzen dagegeben ist die natürliche Muskelpumpe, wenn überhaupt, nur noch sehr eingeschränkt aktiv. Je länger das Sitzen andauert, desto stärker werden die Venen und Venenklappen belastet und überbelastet. Das kann dazu führen, dass sie dem Druck mit der Zeit nicht mehr standhalten, was wiederum zu Krampfadern und Venenklappenschäden und im schlimmsten Fall zur Thrombose, durch Blutgerinnnsel in den Beinvenen, führen kann.

2.2.2. Übungen zur Erkennung und Gegenwirkung

Die nachstehenden Übungen können im Fitnessstudio oder auch ganz bequem zu Hause ausgeführt werden.

Brust: Für einen Verkürzungstest der Brustmuskulatur legst du dich in Rückenlage auf eine Bank oder einen Tisch. Die rechte Seite des Rückens liegt dabei am Rande der Bank. Die Fußsohlen befinden sich am Ende der Bank. Die Arme liegen entspannt neben dem Körper und der Kopf schaut nach oben. Sinkt der Arm, der über der Kante liegt, nicht bis zur horizontalen ab, so liegt eine Verkürzung in deiner rechten Brustmuskulatur (insbesondere im Musculus pectoralis major) vor. Anschließend wiederholst du die Übung mit dem anderen Arm, siehe Abbildung 2.

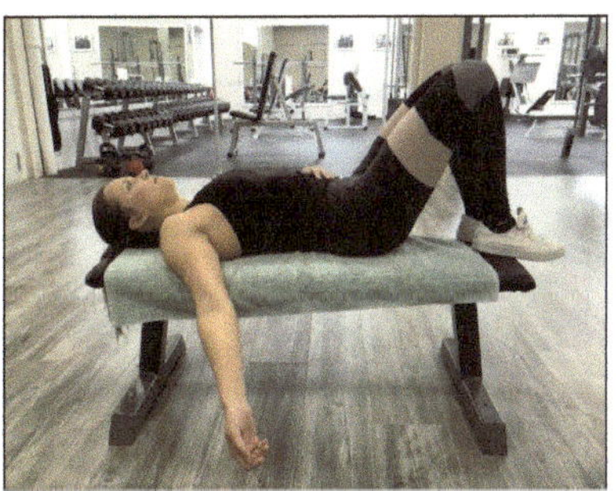

Abbildung 2: Verkürzungstest für Musculus pectoralis major[2]

Bei der Dehnübung stehen Sie seitlich zur Wand, heben den gebeugten Arm und drücken den kompletten Unterarm gegen die Wand. Der Ellbogen befindet sich auf Schulterhöhe. Der Abstand zur Wand beträgt genau eine Oberarmlänge. Sie stehen dabei in einer Schrittstellung mit leicht gebeugten Knie. Bewegen Sie nun den Oberkörper nach vorne und

---

[2] Beate Großsteiner, Fitnessstudio Lionfit in Pabneukirchen, 2018, 6

bringen Sie den Ellbogen und Unterarm hinter Ihren Körper. An der Schmerzschwelle halten Sie diese Dehnung einige Sekunden, siehe Abbildung 3.

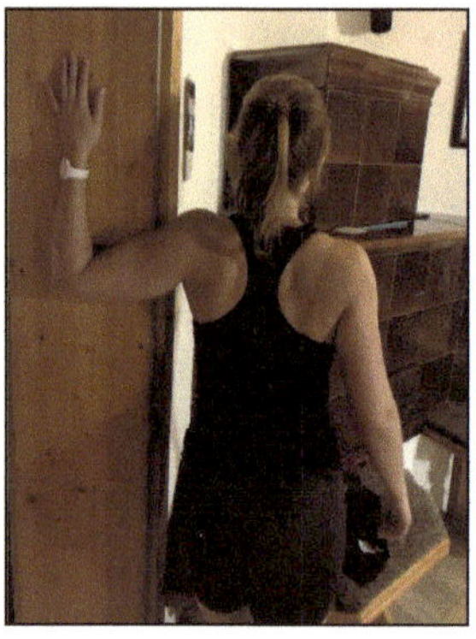

3

Abbildung 3: Dehnübung für Musculus pectoralis major

Hüftbeuger: Für einen Test des Hüftbeugers legen Sie sich auf einen Tisch oder eine Bank in Rückenlage, sodass die Beine über die Tischkante ragen. Anschließend ziehen Sie beide Oberschenkel langsam zum Bauch. Ein Bein halten Sie, das andere lassen Sie bis zur Entspannung absinken. Ist das hängende Bein nicht mindestens in der waagerechten, so ist dein Hüftbeuger verkürzt. Anschließend wiederholen Sie die Übung mit dem anderen Bein, siehe Abbildung 4.

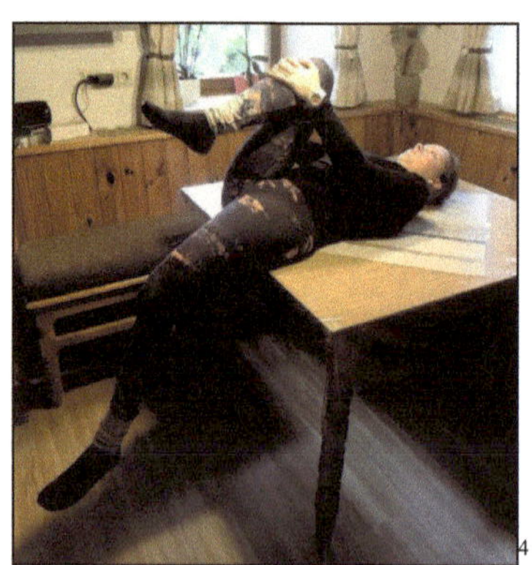

Abbildung 4: Verkürzungstest M. ilipsoas

[3] Beate Großsteiner, Fitnessstudio Lionfit Pabneukirchen, 2018,7
[4] Beate Großsteiner, zu Hause in St. Georgen am Walde, 2018,7

Bei der Dehnübung befinden Sie sich in der Position des Ausfallschrittes. Ein Bein am Boden ablegen und das Becken nach vorne kippen. Anschließend strecken Sie sich nach oben aus. Optimal ist es dazu die Hände zusammenzugeben. Abschließend begeben Sie sich in ein leichtes Hohlkreuz bis eine Spannung zu spüren ist, siehe Abbildung 5.

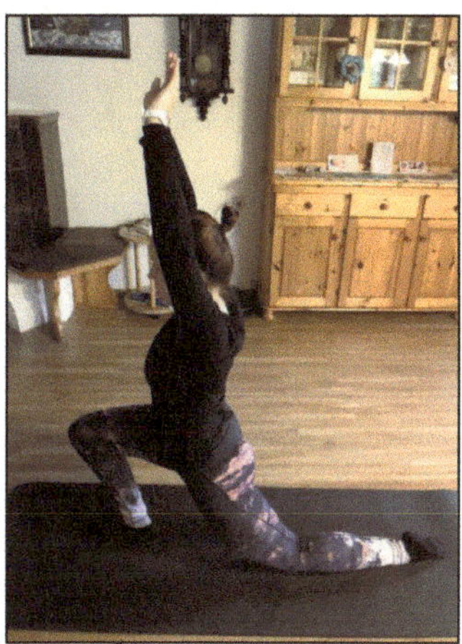

Abbildung 5: Dehnübung M. ilipsoas

Beinmuskulatur: Bei Läufern und Radfahrern sind folgende drei Muskeln stärker belastet: der vordere und hintere Oberschenkel sowie die Wadenmuskulatur. Zum Testen des hinteren Oberschenkels stellen Sie sich vor einen hüfthohen Tisch. Sie beugen sich vor, sodass die Arme auf die Tischplatte gelegt werden können. Jetzt versuchen Sie Ihre Beine durchzustrecken, der Rücken bleibt dabei gerade. Bildet Ihr Oberkörper und die Beine keinen 90 Grad Winkel, so ist der hintere Oberschenkel verkürzt, siehe Abbildung 6.

---

[5] Beate Großsteiner, zu Hause in St. Georgen am Walde, 2018,8

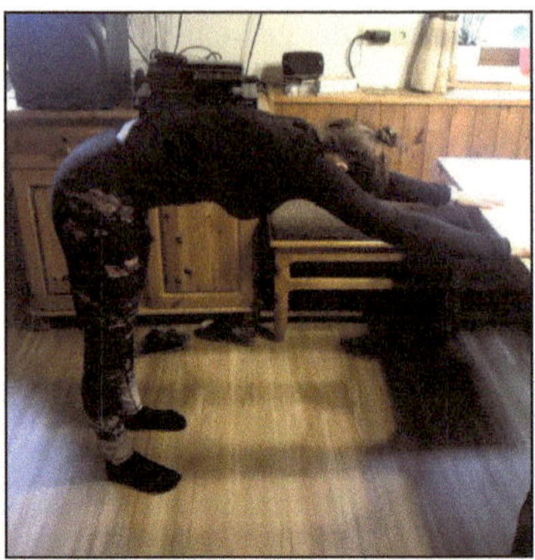

Abbildung 6: Verkürzungstest Musculus biceps femoris

Für die Dehnübung setzen Sie sich auf den Boden. Anschließend beugen Sie sich soweit wie möglich nach vorne und versuchen sich mit den Händen an Ihren Füßen zu halten, siehe Abbildung 7.

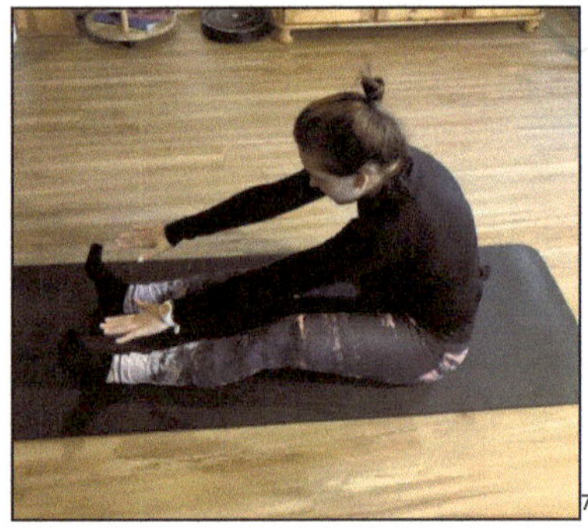

Abbildung 7: Dehnübung Musculus biceps femoris

Beim Test für die vordere Oberschenkelmuskulatur gehen Sie in Bauchlage. Ist es möglich durch leichte passive Hilfe die Ferse an das Gesäß zu kommen so ist der Muskel nicht verkürzt, siehe Abbildung 8.

---

[6] Beate Großsteiner, zu Hause in St. Georgen am Walde, 2018,8
[7] Beate Großsteiner, zu Hause in St. Georgen am Walde, 2018, 9

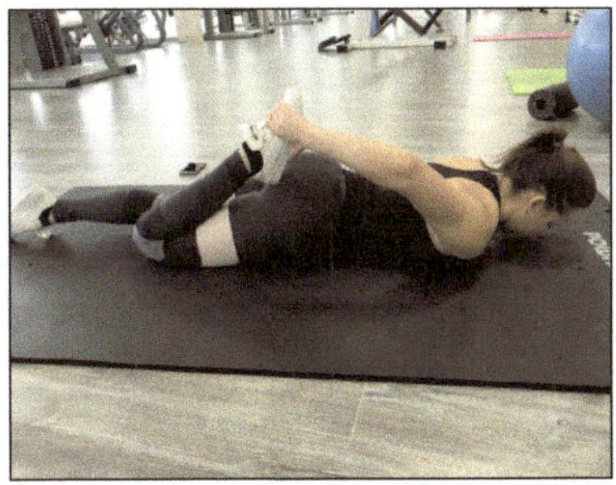

Abbildung 8: Verkürzungstest Musculus quadriceps femoris[8]

Um der Verkürzung entgegenzuwirken kann folgende Übung verwendet werden: Stellen Sie sich auf das linke Bein und winkeln Sie das rechte nach hinten an. Anschließend ziehen Sie das rechte Bein mit der rechten Hand zum Gesäß bis der Dehnreiz einsetzt (Einbeinstand). Wenn Sie dabei Probleme haben das Gleichgewicht zu halten, suchen Sie sich einen bestimmten Punkt am Boden, welchen Sie mit Ihren Augen fixieren. Die Übung kann ebenfalls im seitlichen Liegen durchgeführt werden, siehe Abbildung 9.

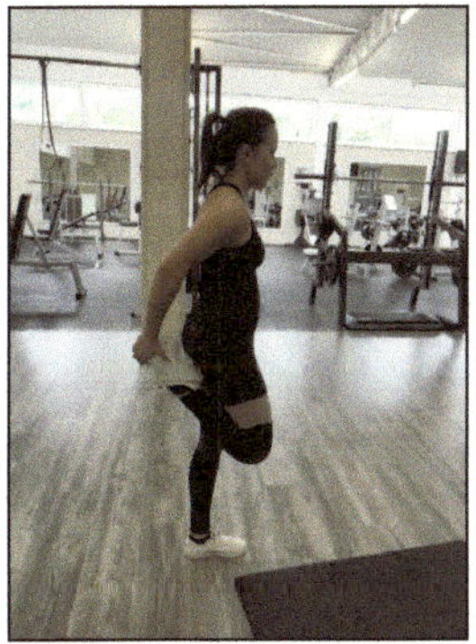

Abbildung 9: Dehnübung Musculus quadriceps femoris[9]

Um die Wadenmuskulatur zu testen, ist die Ausgangsposition der aufrechte Stand. Gehen Sie in eine tiefe Kniebeuge, das heißt mit dem Gesäß so weit wie möglich nach unten. Dabei bleiben die Fersen auf dem Boden. Erreicht das Gesäß nicht annähernd die Ferse, so ist Ihre

---

[8] Beate Großsteiner, Fitnessstudio Lionfit in Pabneukirchen, 2018, 9
[9] Beate Großsteiner, Fitnessstudio Lionfit in Pabneukirchen, 2018, 10

Wadenmuskulatur verkürzt, siehe Abbildung 10. In diesem Fall liegt dann eine Verkürzung vor.

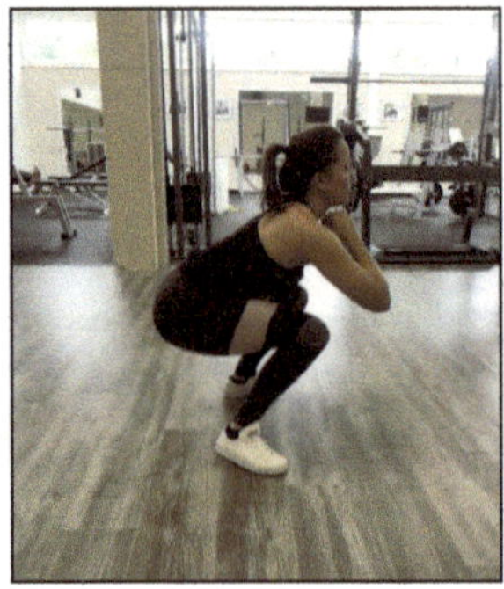

Abbildung 10: Verkürzungstest Musculus gastrocnemius [10]

Für die Dehnübung setzen Sie im auftrechten Stand ein Bein zurück, dabei zeigen beide Füße parallel nach vorne. Nun neigen Sie den Oberkörper und gleichzeitig die Hüfte nach vorne, bis ein leichtes Ziehen in der Wade zu spüren ist, siehe Abbildung 11.

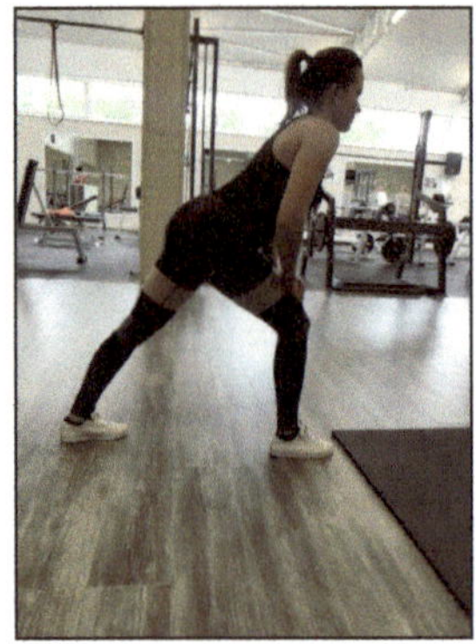

Abbildung 11: Dehnübung Musculus gastrocnemius [11]

---

[10] Beate Großsteiner, Fitnessstudio Lionfit in Pabneukirchen, 2018, 10
[11] Beate Großsteiner, Fitnessstudio Lionfit in Pabneukirchen, 2018, 11

2.3. Rückenschmerzen

Knapp 40 Prozent der Bevölkerung haben Rückenprobleme, Männer und Frauen gleichermaßen. Mit den nachstehenden Übungen können Sie ganz einfach den Rücken stärken und die Wirbelsäule mobilisieren und das jeden Tag ganz bequem, von zu Hause aus. Dadurch wird die die Bauchmuskulatur gestärkt, denn diese sowie ein kräftiger Rumpf, sind wichtig, um Rückenbeschwerden vorzubeugen. Alles, was Sie für die Rückengymnastik brauchen, ist eine Matte oder ein Handtuch als Unterlage sowie bequeme Kleidung.

2.3.3. Übungen zur Gegenwirkung und Stärkung des Rumpfes

Katzenbuckel im Stehen: Nehmen Sie einen schulterbreiten Stand ein und geben Sie die Hände auf Ihre Oberschenkel. Die Knie sind leicht gebeugt, der Oberkörper ist dabei 45 Grad nach vorne geneigt und der Blick ist nach oben gerichtet. Anschließend strecken Sie das Gesäß nach hinten aus, bis eine Spannung in der Wirbelsäule zu spüren ist und ziehen das Kinn zur Brust. Diese Position halten Sie für 10 Sekunden, siehe Abbildung 12.

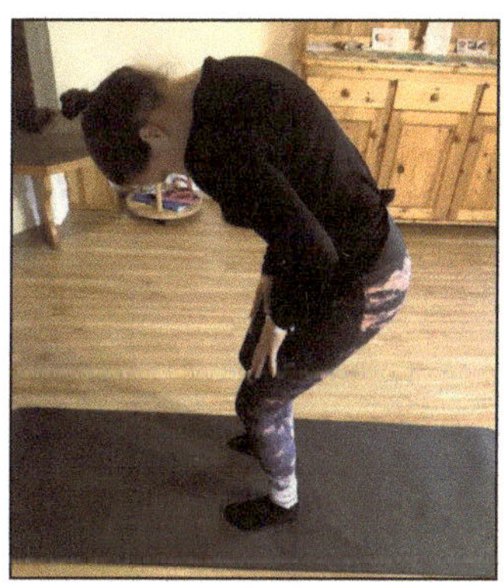

Abbildung 12: Katzenbuckel im Stehen[12]

Äpfelpflücken: Diese Übung dient zur Stärkung und Entspannung der seitlichen Rumpfmuskulatur. Gehen Sie dabei in den schulterbreiten Stand, der Rücken und Bauch bleiben dabei angespannt. Strecken Sie dann die linke und rechte Hand abwechselnd für 20 Sekunden nach oben aus. Zur Intensivierung stellen Sie sich auf die Fußballen, siehe Abbildung 13.

---

[12] Beate Großsteiner, zu Hause in St. Georgen am Walde, 2018,12

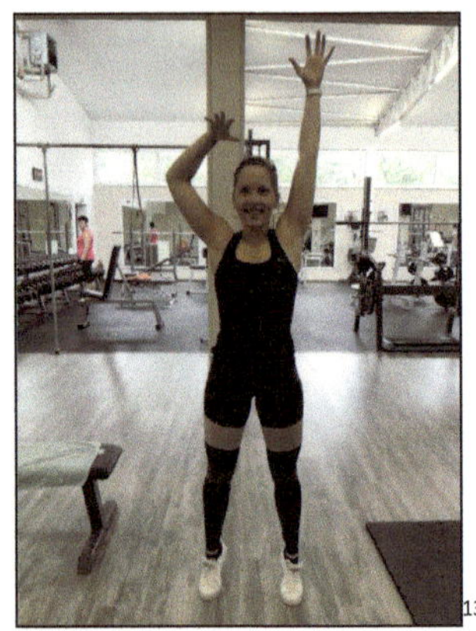

Abbildung 13: Äpfelpflücken

Nackendrehen: Dient zur Mobilisation der Halswirbelsäule und löst Verspannungen in der Hals- und Nackenmuskulatur. Gehen Sie in den schulterbreiten Stand und rollen Sie Ihre Schulter leicht zurück. Das Kinn ist dabei leicht angehoben und dient als Verlängerung der Halswirbelsäule. Anschließend drehen Sie den Kopf nach links, bis das Kinn in Richtung der Schultern blickt. Danach platzieren Sie den Kopf wieder langsam mit dem Blick gerade aus und drehen das Kinn zur rechten Seite. Diese Übung mindestens 10 Mal in jede Richtung wiederholen, siehe Abbildung 14.

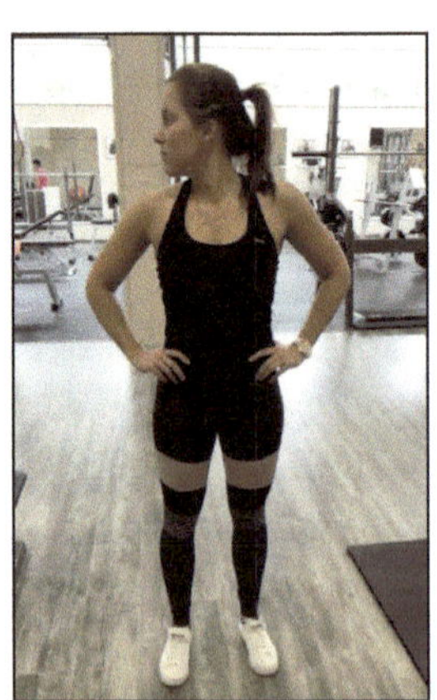

Abbildung 14: Nackendrehen[14]

---

[13] Beate Großsteiner, Fitnessstudio Lionfit in Pabneukirchen, 2018, 12
[14] Beate Großsteiner, Fitnessstudio Lionfit in Pabneukirchen, 2018, 13

Seitneigung des Kopfes: Dient zur Mobilisation der Halswirbelsäule und löst Verspannungen im Hals- und Nackenbereich. Nehmen Sie einen aufrechten Stand ein und strecken Sie die Brust raus. Geben Sie nun die Schultern zurück, richten das Kinn gerade aus und neigen den Kopf leicht nach links. Anschließend geben Sie den Kopf wieder in die Ausgangsposition und neigen ihn nach rechts. Bitte hier auf eine gleichmäßige Atmung und möglichst unbewegte Schultern achten. Die Ausführung für jede Richtung 10 Mal wiederholen, siehe Abbildung 15.

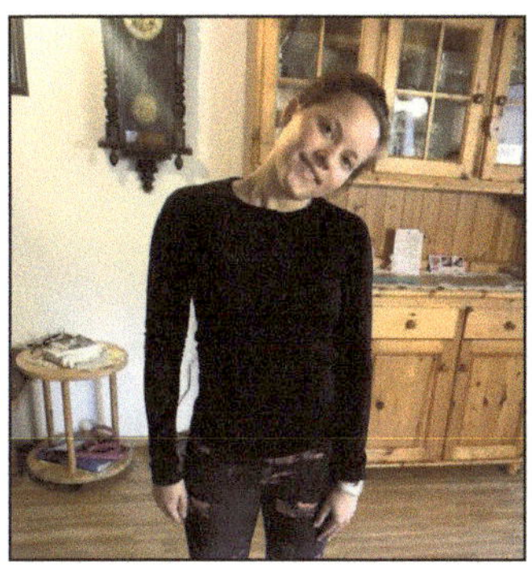

Abbildung 15: Seitneigung des Kopfes[15]

Kopfnicken: Für die Mobilisation der Halswirbelsäule und Entspannung der Hals- und Nackenmuskulatur. Gehen Sie dazu in den auftrechten Stand und rollen Sie Ihre Schultern nach hinten. Das Kinn neigen Sie in Richtung Brustbein und überstrecken den Kopf langsam nach hinten, bis der Blick zur Decke gegeben und eine Spannung zu spüren ist. Anschießend senken Sie Kopf wieder bis zur Brust vor und führen die Übung erneut kontrolliert und fließend aus. Anzustreben sind 10 Wiederholungen wie in Abbildung 17 und 18 dargestellt.

---

[15] Beate Großsteiner, zu Hause in St. Georgen am Walde, 2018,13

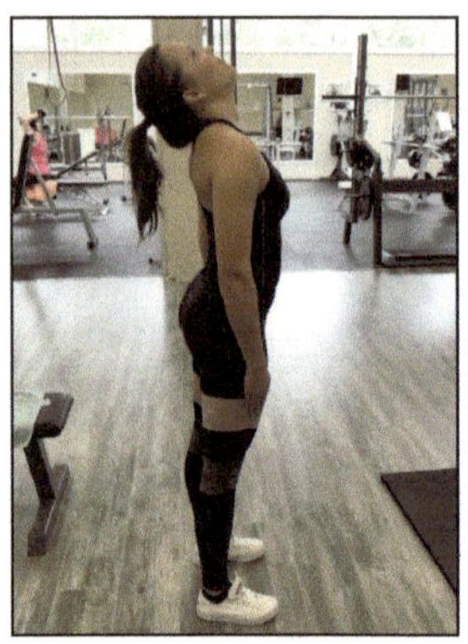
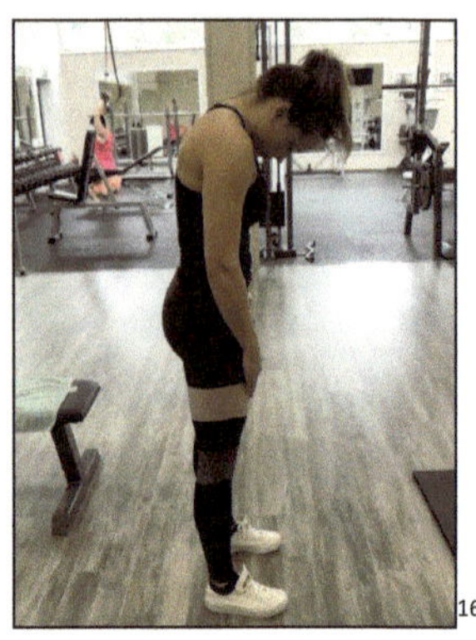

Abbildung 16: Kopfnicken zurück   **Abbildung 17: Kopfnicken nach vorne**

Beinheben in Bauchlage: Stützt die untere Rücken- und Gesäßmuskulatur. Begeben Sie sich dazu in die Bauchlage und strecken Sie Ihre Arme nach vorne aus. Nun heben Sie die Beine abwechselnd an und senken diese wieder ab. Für einen erhöhten Schwierigkeitsgrad heben Sie die Beine und Hände diagonal an. Diese Übung pro Seite 10 Mal wiederholen, siehe Abbildung 18.

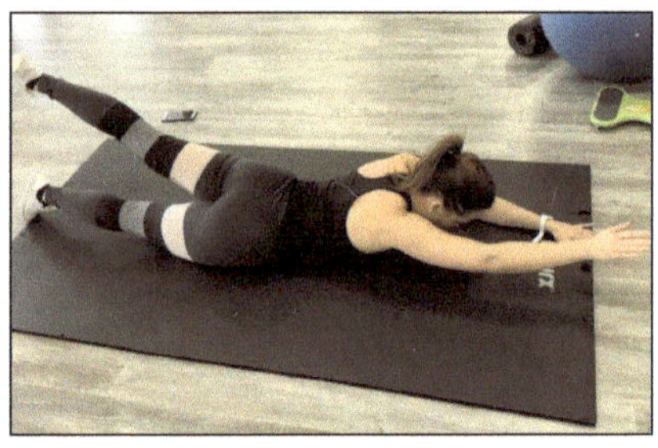

Abbildung 18: Beinheben[18]

Beckenheben: Ist stärkend für die Gesäß- und hintere Oberschenkelmuskulatur. Legen Sie sich mit einer Rückenlage auf die Matte und stellen Sie Ihre Füße auf. Die Arme liegen neben den Körper und das Becken drücken Sie nach oben. Diese Position halten Sie für 5 Sekunden. Anschließend führen Sie das Becken wieder Richtung Boden, ohne dieses nicht ganz abzusetzen. Die Übung wiederholgen Sie 12 bis 15 Mal, siehe Abbildung 19.

---

[16]Beate Großsteiner, Fitnessstudio Lionfit in Pabneukirchen, 2018, 14

[17] Beate Großsteiner, Fitnessstudio Lionfit in Pabneukirchen, 2018, 14

[18] Beate Großsteiner, Fitnessstudio Lionfit in Pabneukirchen, 2018, 14

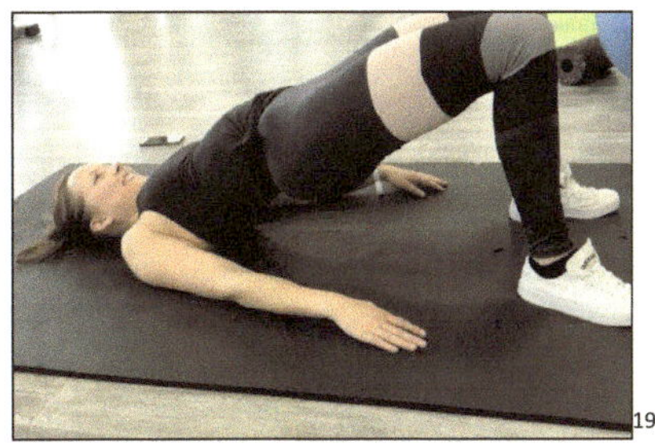

Abbildung 19: Beckenheben

Rückenstrecken: Ist für die gesamte Rückenstreckmuskulatur entlang der Wirbelsäule. Nehmen Sie dazu den schulterbreiten Stand ein, die Knie sind leicht gebeugt. Nun schieben Sie das Becken nach hinten, strecken die Hände wie ein „V" nach oben aus und neigen den Oberkörper um 90 Grad nach vorne. Der Rücken bleibt dabei gerade. Anschließend richten Sie sich wieder auf und strecken den Rücken leicht nach hinten. Achten Sie darauf, dass die Bewegung ohne Schwung und mit einem fließenden Übergang ausgeführt wird. Die Übung 10 bis 15 Mal wiederholen, siehe Abbildung 20.

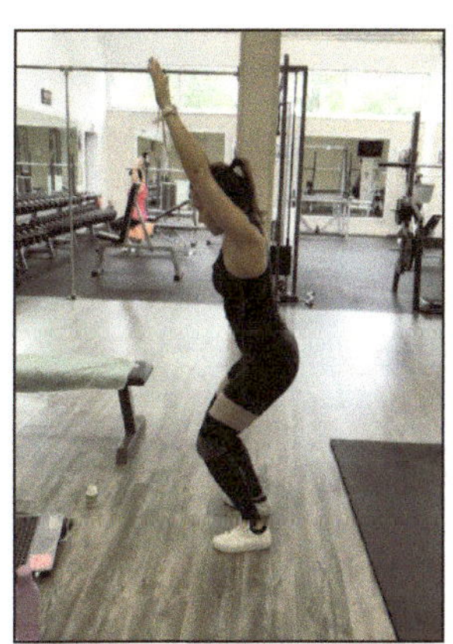

Abbildung 20: Rückenstrecken

Beinheben im Sitzen: Stärkt die Bauchmuskulatur. Setzen Sie sich dazu auf die vordere Kante des Stuhls oder der Bank und lehnen Sie Ihren Rücken leicht zurück. Während der Oberkörper in Spannung bleibt, heben Sie Ihre beide Beine langsam und ohne Schwung an. Die Beine dürfen nicht komplett am Boden abgesetzt werden. Umso stärker die Beine

[19] Beate Großsteiner, Fitnessstudio Lionfit in Pabneukirchen, 2018, 15
[20] Beate Großsteiner, Fitnessstudio Lionfit in Pabneukirchen, 2018, 15

gebeugt sind, desto einfacher ist die Übung, wobei der Schwierigkeitgrad einfach variiert werden kann. Die Übung 10 bis 12 Mal wiederholen, siehe Abbildung 21.

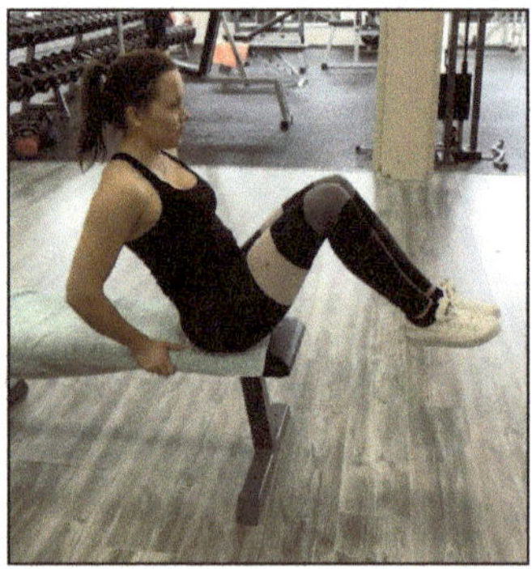

Abbildung 21: Beinheben im Sitzen

Vierfüssler Stand: Ist zur Stärkung der kompletten Rücken- und Gesäßmuskulatur sowie zur Stabilisierung des Rumpfes. Verwenden Sie hierfür eine Matte und stützen Sie Ihre Hände unter den Schulter ab. Der Bauch ist dabei nach unten zeigend, Ihre Knie sind geöffnet. Halten Sie den Rücken gerade und richten Sie Ihren Blick nach unten aus. Anschließend strecken Sie das rechte Bein mit dem linken Arm aus, sodass eine Spannung in Gesäß und Rücken spürbar ist. Diese Übung halten Sie für 5 Sekunden. Dann führen Sie Ihre Ellbogen und das Knie unter dem Brustbein zusammen, wobei der Schultergürtel gerade bleiben soll. Die Übergänge sollen flüssig durchgeführt werden. Dies wiederholen Sie auf bei beiden Seiten 10 Mal, siehe Abbildung 22.

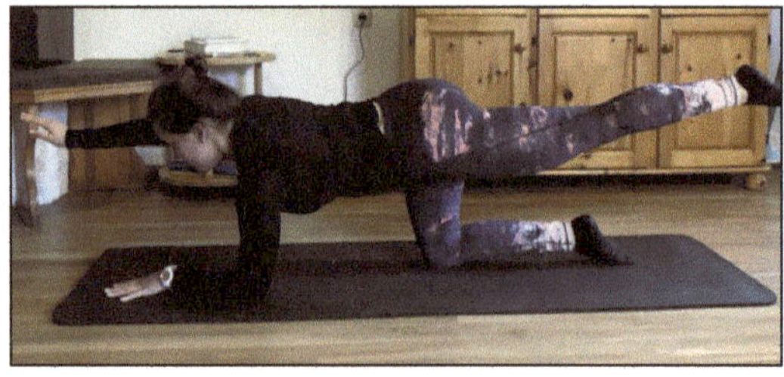

Abbildung 22: Rückenstrecken

Plank/Unterarmstütz: Ist eine statische Grundübung zur Stärkung der Rumpfmuskulatur, (schräge und gerade Bauchmuskeln). Zusätzlich werden Brust, Schultern, und Trizeps

---

[21] Beate Großsteiner, Fitnessstudio Lionfit in Pabneukirchen, 2018, 16
[22] Beate Großsteiner, zu Hause in St. Georgen am Walde, 2018,16

trainiert. Legen Sie sich auf den Bauch und stützen Sie Ihre Unterarme auf der Matte ab, sodass die Ellbogen unter den Schultern aufliegen. Die Füße werden auf die Zehenspitzen aufgestellt und Ihre Bauch- und Gesäßmuskeln spannen Sie dabei an. Nun ziehen Sie den gesamten Körper nach oben und achten darauf, dass Ihr Gesäß gerade und nicht nach oben gestreckt ist. Den Blick richten Sie nach unten, um die Wirbelsäule nicht zu überstrecken. Diese Stellung halten Sie für mindestens 10 Sekunden, siehe Abbildung 23. Für eine Steigerung können Sie einfach die Länge der Plankhaltung erhöhen.

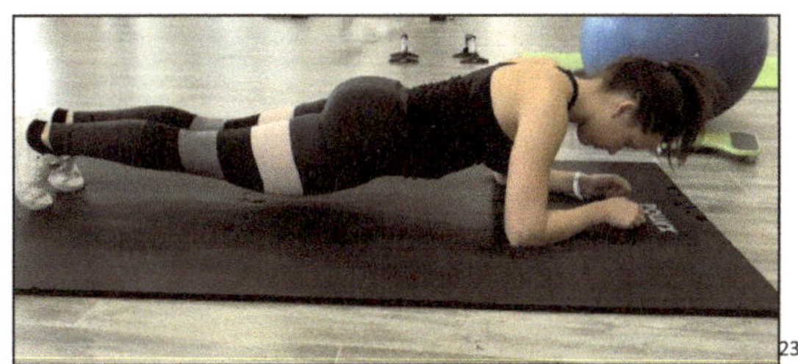

Abbildung 23: Plank

2.4. *Nackenschmerzen und Schulterverspannungen*

Durch das ständige „Starren" (in eine Richtung) auf den Computerbildschirm können Nackenverspannungen, Kopfschmerzen und auch Schulterbeschwerden die Folge sein. Es fällt uns während der Arbeit oft nicht auf, dass man bei Stress und Anspannung keinen Blick nach links und rechts wagt. Die nachstehenden Übungen verhelfen Ihnen, diesen Schmerzen entgegenzuwirken. In der Abbildung 24 ist ersichtlich, welche Muskelgruppen dadurch gestärkt werden.

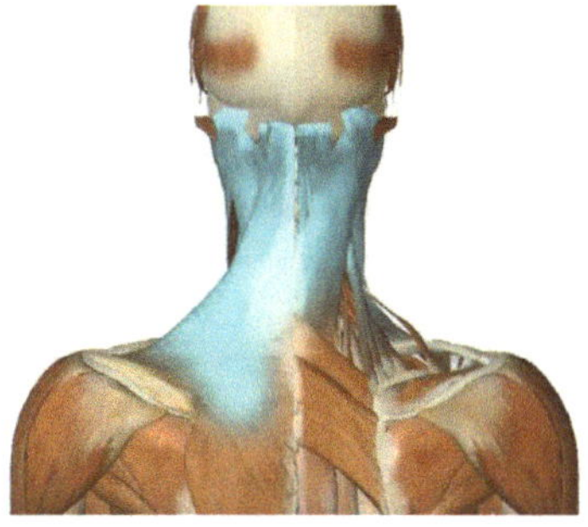

---

[23] Beate Großsteiner, Fitnessstudio Lionfit in Pabneukirchen, 2018, 17

2.4.1. Einfache Übungen zur Entspannung für zu Hause oder direkt im Büro

- Nehmen Sie eine aufrechte Position im Stuhl ein, den Kopf halten Sie gerade und der Blick ist nach vorne gerichtet. Nun bewegen Sie das Kinn nach unten, als ob man ein Doppelkinn versuchen wolle. Währenddessen strecken Sie Ihren Nacken, als würden Sie jemand mit einem Faden nach oben ziehen.

- Drehen Sie den Kopf vorsichtig zur Seite und blicken über die Schulter. Diese Übung unbedingt ganz langsam und behutsam ausführen.

- Nehmen Sie eine aufrechte Position im Stuhl ein. Den Kopf halten Sie gerade und Ihr Blick ist nach vorne gerichtet. Halten Sie nun beide Handflächen vor die Stirn und drücken Sie mit dem Kopf die Hände weg. Diesen Widerstand halten Sie, ohne dabei den Kopf oder die Hände zu bewegen. Anschließend wechseln Sie die Seite und geben die Handfläche an den Hinterkopf, die Fingerkuppen berühren sich. Der Kopf wird wieder gegen die Hände gedrückt und der Widerstand gehalten, ohne Kopf oder Hände zu bewegen.

2.4.1.1. Übungen zur Stärkung der Nacken- Schulter-, und Rückenmuskulatur

Reverse Fly´s in Bauchlage: Begeben Sie sich in die Bauchlage und heben den Kopf leicht an, sodass dieser eine Verlängerung der Wirbelsäule bildet. Die Arme werden seitlich angewinkelt abgelegt (U-Form). Stellen Sie die Füße bei leicht gegrätschten Beinen auf den Fußspitzen auf. Nun heben Sie die Arme nach oben und ziehe Ihre Schulterblätter zur Wirbelsäule. Senken Sie Ihre Arme wieder ab, ohne diese auf den Boden aufzulegen. Wiederholen Sie diesen Bewegungsablauf mindesten 8 Mal und achten Sie während der Übungsausführung darauf, die Spannung zu halten, siehe Abbildung 25.

---

[24] Web, http://www.spiegel.de, 2012, 18

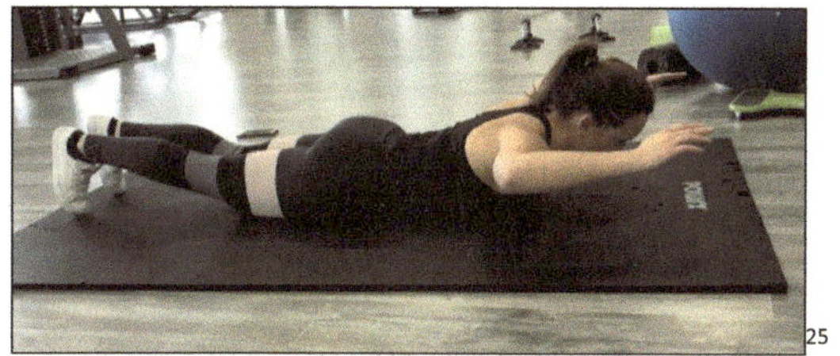

Abbildung 25: Reverse Fly´s in Bauchlage

Armstrecken mit Theraband für die Schulter-, Arm- und Rückenmuskulatur: Im aufrechten Stand fixieren Sie das Band unter dem linken Fuß und greifen Sie nach dem anderem Bandende mit der rechten Hand. Heben Sie nun den angewinkelten Arm bis auf Schulterhöhe. Das Band ist leicht gedehnt, siehe Abbildung 27. Strecken Sie den rechten Arm mit einer langsamen und gleichmäßigen Bewegung schräg nach oben, ohne diesen komplett durchzustrecken, siehe Abbildung 26. Achten Sie darauf, dass Ihr Arm nicht überstreckt und das Band beginnend mit der Startposition immer unter Spannung bleibt. Atmen Sie bei der Ausführung der Zugbewegung aus. Nach mindestens 8 Wiederholungen wechseln Sie die Seite.

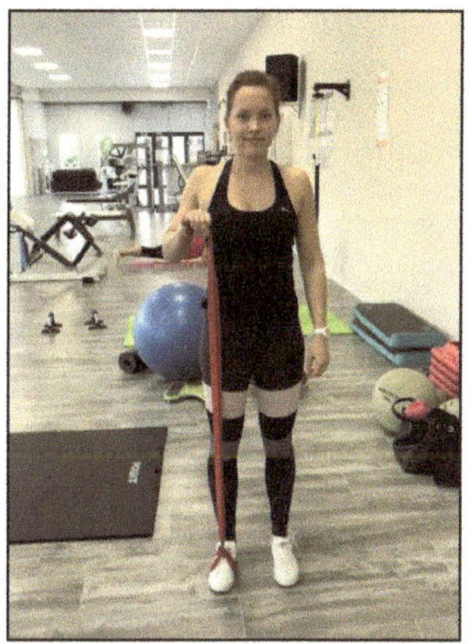

Abbildung 27: Ausgangsposition Armstrecken mit Thera-Band

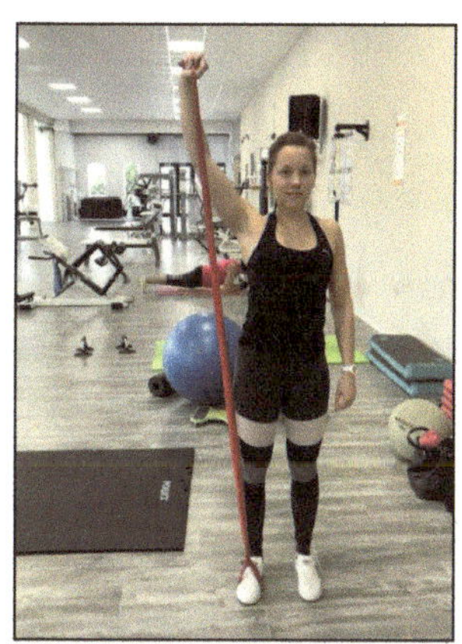

Abbildung 26: Endposition Armstrecken mit Thera-Band[1]

---

[25] Beate Großsteiner, Fitnessstudio Lionfit in Pabneukirchen, 2018, 19
[26] Beate Großsteiner, Fitnessstudio Lionfit in Pabneukirchen, 2018, 19
[27] Beate Großsteiner, Fitnessstudio Lionfit in Pabneukirchen, 2018, 19

Rudern mit Theraband im Sitzen: Stärkt den oberen Rücken und Latissimus: Setzen Sie sich auf den Boden. Ihre Beine bleiben leicht angewinkelt, der Oberkörper befindet sich in einer aufrechten Position. Nun umfassen Sie das Theraband an beiden Enden und legen es um die Füße. Sind Ihre Arme gestreckt, so ist das Band leicht gespannt, siehe Abbildung 28. Trainieren Sie Ihre Rückenmuskulatur, indem Sie das Band in Richtung Brustbein ziehen. Die Arme bewegen sich seitlich am Körper vorbei nach hinten. Während der Zugbewegung heben Sie den Brustkorb an und ziehen Ihre Schulterblätter zur Wirbelsäule, siehe Abbildung 29. Die Ruderbewegung 10 bis 20 Mal ausführen.

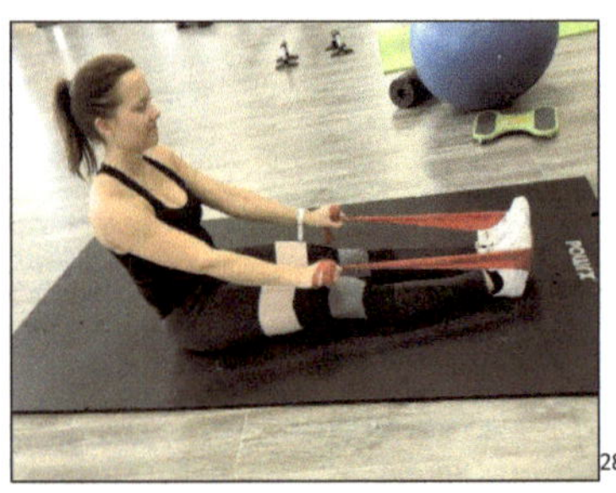

Abbildung 28: Endposition Rudern im Sitzen

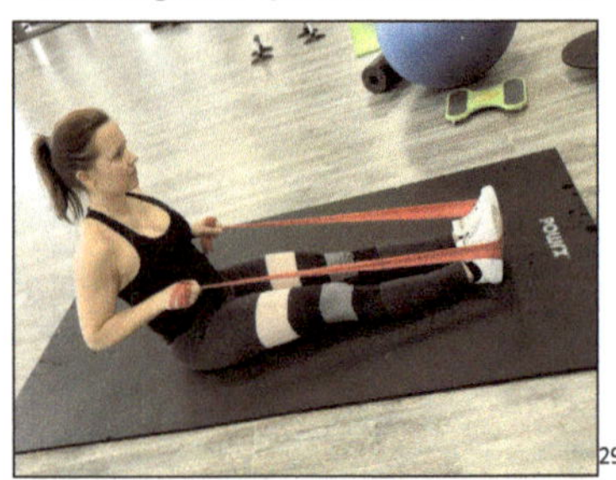

Abbildung 29: Ausgangsposition Rudern im Sitzen

Latissimuszug hinter den Kopf mit Theraband: Stärkt die Schultermuskulatur, den Latissimus und Trapezmuskel. Greifen Sie das Übungsband mit beiden Händen etwas mehr als schulterbreit und führen Sie Ihre Arme über den Kopf. Die Handflächen zeigen nach vorne. In dieser Position ist das Band leicht gespannt. Zur Vermeidung einer Hohlkreuzbildung spannen Sie den Bauch an, siehe Abbildung 31. Führen Sie nun die Arme gestreckt nach außen und unten. Dabei ziehen Sie das Band auseinander und die Schultern nach hinten. Das

---

[28] Beate Großsteiner, Fitnessstudio Lionfit in Pabneukirchen, 2018, 20
[29] Beate Großsteiner, Fitnessstudio Lionfit in Pabneukirchen, 2018, 20

Band wird hinter dem Kopf bis auf Nackenhöhe abgesenkt, siehe Abbildung 30. Wiederholen Sie den Bewegungsablauf 8 bis 10 Mal.

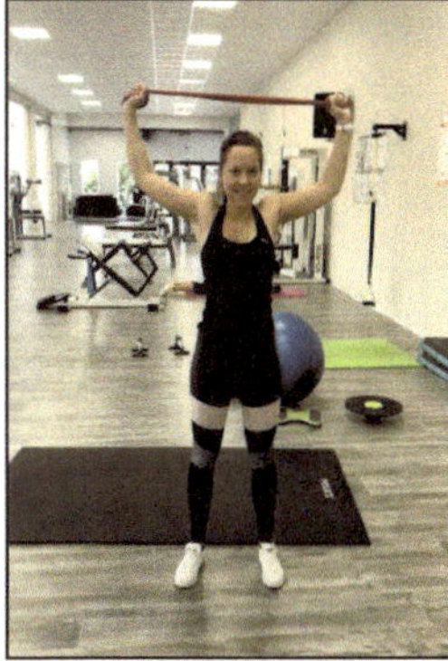

Abbildung 31: Ausgangsposition Latissimuszug hinter dem Kopf

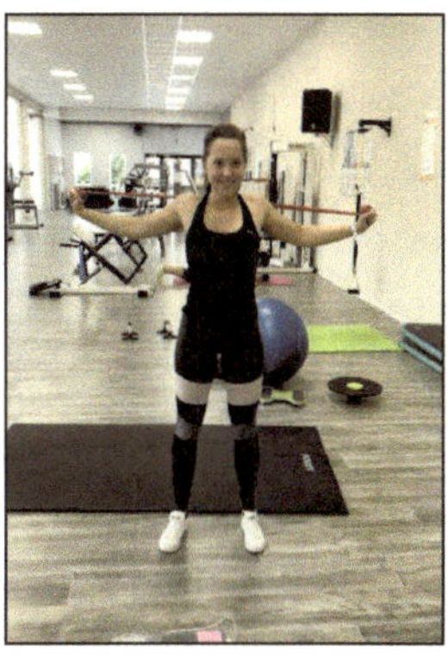

Abbildung 30: Endposition Latissimuszug hinter dem Kopf

2.5. Richtiges Sitzen

2.5.1. 10 Regeln für einen gesunde Haltung im Büro

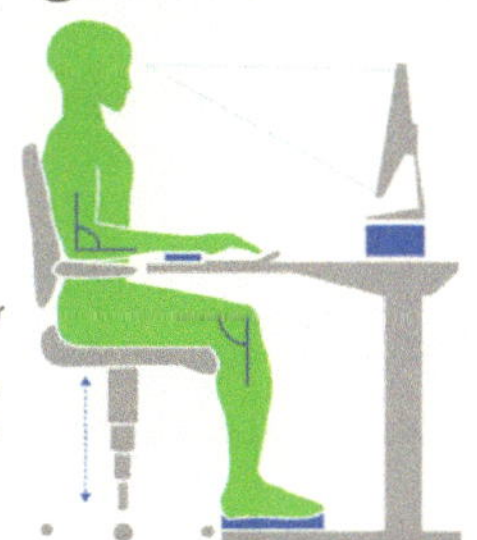

Abbildung 32: Ergonomisch sitzen

---

[30] Beate Großsteiner, Fitnessstudio Lionfit in Pabneukirchen, 2018, 21
[31] Beate Großsteiner, Fitnessstudio Lionfit in Pabneukirchen, 2018, 21
[32] Web, www.blitzresults.com, 2018, 21

1. Die Höhe des Schreibtisches und des Stuhls richtig einstellen: Hier sollte darauf geachtet werden, dass Ober- und Unterschenkel, sowie Ober- und Unterarme im rechten Winkel zueinanderstehen.

2. Der Bildschirm soll so ausgerichtet werden, dass sich die Oberkante auf Augenhöhe befindet.

3. Dynamisches Sitzen durch einen höhenverstellbaren Stuhl und eine flexible Lehne. Die Füße benötigen eine feste Auflage. Es kann bei kleineren Menschen eine Fußbank vorteilhaft sein.

4. Auf einen ausreichenden Abstand zum Bildschirm achten. Der Richtwert liegt hier bei mindestens 50 Zentimeter und bei größeren Geräten bis zu 80 Zentimeter.

5. Die Tastatur mittig vor dir und die Maus möglichst nahe daneben platzieren.

6. Gönnen Sie Ihren Augen zur Abwechslung eine Pause und schauen weit entfernte Punkte mehrere Sekunden lang konzentriert an.

7. Bei Notebooks und Tablets ist die ergonomische Arbeitshaltung eingeschränkt. Daher empfiehlt es sich hier beim stationären Einsatz eine externe Tastatur, eine Maus und wenn möglich einen externen Monitor anzuschließen.

8. Bei einer optimalen Beleuchtung sollte der Bildschirm im rechten Winkel zum Fenster stehen, sodass Blendungen und Reflexionen, die das Auge belasten, vermieden werden.

9. Nutzen Sie die kurzen Pausen und bleiben Sie nicht an Ihrem Arbeitsplatz sitzen. Sie benötigen eine Auskunft von einem Kollegen in einem anderen Stockwerk? Verwenden Sie nicht das Telefon oder die E-Mail Variante und nehmen Sie anstatt dem Aufzug die Treppe.

10. Durch Grünpflanzen kann das Raumklima deutlich verbessert werden, indem diese die Luftfeuchtigkeit erhöhen und Schadstoffe abbauen. Zusätzlich bringen Pflanzen frische Farbe ins Büro und erhöhen automatisch den Wohlfühlfaktor.

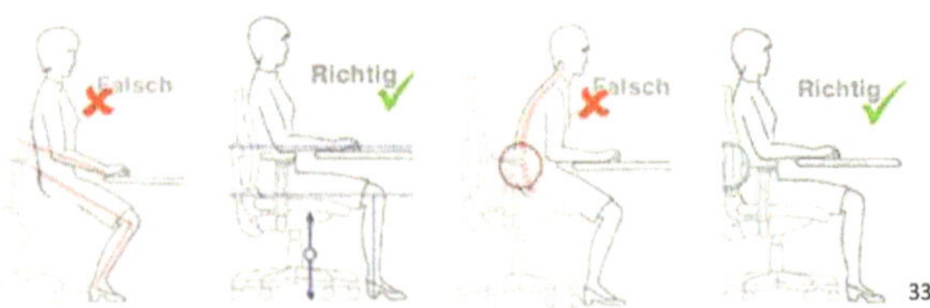

Abbildung 33: Richtiges Sitzen im Büro

2.6. Ausdauertraining

2.6.1. Warum ist das Ausdauertraining so wichtig ?

Das Ausdauertraining hat mit Abstand den größten Gesundheitseffekt und sollte daher besonders bei einer ständig sitzenden Tätigkeit nicht vernachlässigt werden. Es verbessert vor allem das Atmungs-, Haltungs- und Bewegungs- sowie das Herz-Kreislauf-System. Zusätzlich fördert es den Stoffwechsel, die Verdauung und stärkt das Immun- und Nervensystem. Das Herzvolumen wird vergrößert und die Pumpleistung des Herzens erhöht sich. Es kann also mit einem Schlag dem Körper mehr Nährstoffe zuführen, dadurch sinkt der Ruhepuls. Des Weiteren erweitern sich die Herzkranzgefäße und werden zugleich auch elastischer, sodass der Herzmuskel besser durchblutet wird. Auch die Blutgefäße werden elastischer, die feinen Blutgefäße erweitern sich und die Zahl der roten Blutkörperchen steigt. Damit wird der Körper besser mit Nährstoffen und Sauerstoff versorgt. Diese positiven Veränderungen erhöhen nicht nur die Leistungsfähigkeit des Körpers, sondern verringern auch seine Krankheitsanfälligkeit. Wer schon mal einen längeren Lauf oder eine Strecke hinter sich gebracht hat kennt das Gefühl, wenn der Körper Endorphine ausschüttet und man plötzlich mit allem im Einklang ist und sich einfach nur unbeschreiblich fit fühlt. Endorphine bauen Stress im Körper ab, helfen bei Depressionen und Müdigkeit. Außerdem werden Hormone ausgeschüttet, die unseren Appetit regulieren. Optimal ist es 1 bis 2 Mal pro Woche ein Ausdauertraining zu absolvieren.

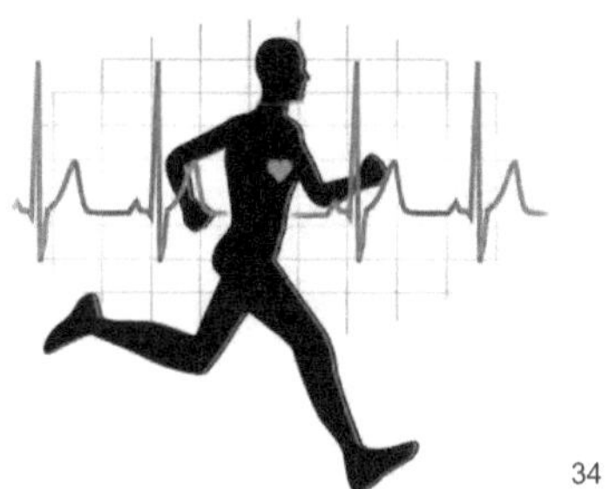

34

Abbildung 34: Ausdauertraining für Herz-, Kreislaufsystem

---

33 Web, http://www.ergo-online.de, 2012, 22
34 Web, www.richtig-joggen.net, 2016, 23

2.6.2. Welcher Sport eignet sich für Ausdauertraining ?

Man kann ein Training als Cardio bezeichnen, wenn man den Puls in die Höhe treibt. Dafür gibt es viele Möglichkeiten. Bei übergewichtigen Personen eignet sich Schwimmen, Yoga oder schnelles Spazieren. Allbekannte Sportarten wie Joggen, Mountainbiken, Tanzen, Tennis oder auch Seilspringen können gut als Ausdauer-Einheit eingesetzt werden. Am Besten testen Sie einige Sportarten und bringen dadurch in Erfahrung, welche Sportart am meisten Spaß macht. Als „Normal-Sportler" bewegt man sich in einem Pulsbereich, wo eine Anstrengung zu spüren ist, sich jedoch trotzdem noch wolhfühlt. Als Hilfsmittel kann ein Pulsmesser zur Hand nehmen, hier sollten Sie im Bereich von 120 und 150 Herzschlägen pro Minute liegen. Vorallem als Anfänger sind zu Beginn kontinuierliche Steigerungen erkennbar, welche motivieren und zu Höchstleistungen anspornen.

2.7. Ernährung für den Vielsitzer

Vor allem in einer ständig sitzenden Tätigkeit und aufgrund des eher gering gehaltenen Energieverbrauches (z.B. gegenüber eines Handwerkers) sollte darauf geachtet werden, welche Makro- und Mikronährstoffe und wie viele Kalorien man zu sich führt.

2.7.1. Bedeutung und Tipps zu einer ausgewogener Ernährung

Ganz einfach und kurz erklärt, bedeut eine ausgewogene Ernährung, sich abwechlungsreich und nach Möglichkeit saisonal und regional zu ernähren. Es geht darum, den Bedarf an allen Nährstoffen, wie Kohlenhydraten, Eiweiß, Fett sowie allen Vitaminen und Mineralstoffen zu decken. Dies kann durch eine große Ernährungsvielfals gelingen, siehe Abbildung 35. Das heißt aber nicht, dass man bei einer ausgewogenen Ernährung auf etwas verzichten muss. Ganz im Gegenteil, Genuss und Vielfalt können einfach in den Alltag integriert werden.

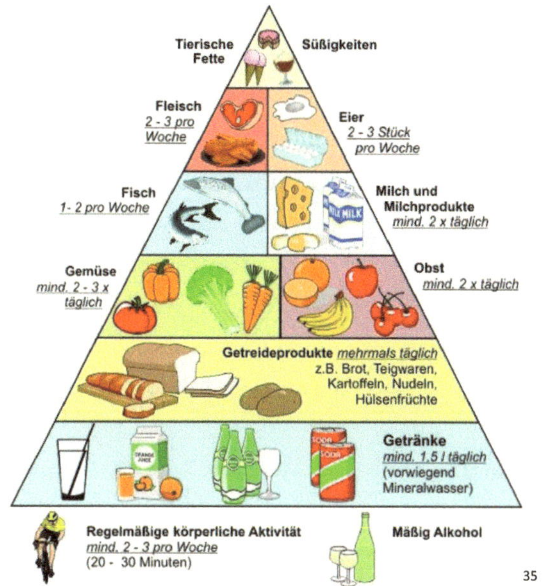

Abbildung 35: Ernährungspyramide

Flüssigkeit, Obst und Gemüse stellen die Grundlage einer ausgewogenen Ernährung

dar. Trinken Sie daher mindestens eineinhalb Liter pro Tag. Das beste Mittel den Durst zu

löschen, ist der Konsum von gewöhnlichem Leitungs- oder Mineralwasser, siehe Abbildung

36. Auch ungezuckerter Tee sowie verdünnte Fruchtsäfte (1 Teil Saft, zwei Teile Wasser) sind

geeignet, den Flüssigkeitsbedarf zu decken. Schwarztee sowie Kaffee tragen in moderaten

Mengen – drei bis vier kleine Tassen pro Tag – durchaus auch zur Deckung des

Flüssigkeitsbedarfs bei.

36

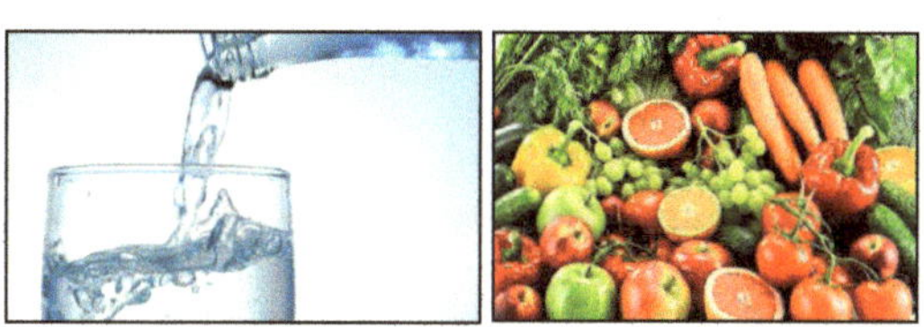

Abbildung 36: Flüssigkeiten, Obst- und Gemüse

Obst und Gemüse sollten fünf Mal pro Tag verzehrt werden, siehe Abbildung 36. Dabei gilt

es im Idealfall die Portionen in zwei Mal Obst und drei Mal Gemüse aufzuteilen. Rohkost und

---

gedünstetes oder gekochtes Gemüse sollten sich dabei abwechseln. Eine Portion entspricht der Größe der eigenen Faust. Die Portion für ein Kind ist demnach um einiges kleiner, als jene einer erwachsenen Person. Im Durchschnitt entspricht eine Portion gegartes Gemüse in etwa 200 bis 300 Gramm, Rohkost 100 bis 200 Gramm, Salat 75 bis 100 Gramm, Hülsenfrüchte im Rohzustand circa 70 bis 100 Gramm, Obst 125 bis 150 Gramm und Gemüse- oder Obstsaft 200 Milliliter. Ein Glas Obst- oder Gemüsesaft kann eine Portion Obst am Tag ersetzen. Tipp: Stellen Sie sich stets einen Krug mit Wasser oder Tee in Ihr Sichtfeld an Ihrem Arbeitsplatz hin. Ähnliches gilt für Obst und Gemüse. Um Ihren täglichen Rohkostbedarf zu decken, können Sie sich ihr Obst und Gemüse aufschneiden und sich auf Ihren Bürotisch stellen. So können Sie sich den gesunden Snack schmackhaft machen.

Ballaststoffe sind wichtig für eine gesunde Verdauung. Am Besten wird der Bedarf von rund 30 Gramm Ballaststoffen pro Tag über komplexe Kohlenhydrate, sprich Vollkornprodukte, gedeckt. Am leichtesten wird das tägliche „Soll" erreicht, in dem man vier Portionen Getreide, Brot, Nudeln, Reis oder Erdäpfel verzehrt, siehe Abbildung 37. Bei sportlich aktiven Personen und Kindern dürfen es ruhig auch fünf Portionen täglich sein. Eine Portion Brot, Gebäck, Müsli oder Reis entspricht in etwa 50 bis 70 Gramm. Bei Teigwaren sind es roh circa 65 bis 80 Gramm. Drei bis vier mittelgroße Kartoffeln stellen ebenfalls eine Portion dar.

Tipp: Nehmen Sie so oft wie möglich statt der weißen Variante jene aus vollem Korn. Das gilt gleichermaßen für Brot, als auch für Nudeln, Reis und anderem Gebäck. Vollkornprodukte halten länger satt, liefern wertvolle Ballaststoffe sowie Vitamine und Mineralstoffe.

Milchprodukte, Fisch und Fleisch: Generell sollten tierische Lebensmittel eher selten, pflanzliche dafür umso häufiger auf dem Speiseplan stehen. Nichtsdestotrotz gehören zu einer ausgewogenen Ernährung auch Milch- und Milchprodukte und zwar täglich drei Portionen hinzu, siehe Abbildung 37. Derartige Produkte sind wichtige Kalziumlieferanten, wodurch der regelmäßige Verzehr das Risiko für Osteoporose senken kann. Aus ernährungsphysiologischer Sicht ist es am Besten, zwei Portionen „weiße" Milchprodukte, wie Jogurt, Milch oder Hüttenkäse und eine Portion „gelbe" Milchprodukte, wie etwa Käse zu verzehren. Eine Portion Milch entspricht circa 200 Milliliter, eine Portion Joghurt,

---

[36] Web, www.google.at, 25

Hüttenkäse oder Topfen 180 bis maximal 250 Gramm. Da Käse meist sehr fettreich ist, entspricht eine Portion in etwa 50 bis 60 Gramm. Auch Fisch darf circa ein bis zweimal pro Woche auf dem Speiseplan stehen. Eine Portion beträgt in etwa 150 Gramm. Gemeint sind dabei allerdings keine gebackenen Fischstäbchen, sondern möglichst naturbelassene, sprich in der Pfanne oder im Backrohr zubereitete Fische, ohne gesättigte Fettsäuren.

Fleisch, Wurstwaren und Eier sollten Sie in Maßen, also maximal drei Portionen oder Stück pro Woche – insgesamt nicht mehr als 300 bis 450 Gramm pro Woche – verzehren. Tipp: Bevorzugen Sie bei den Milchprodukten stets die magere Variante, diese hat weniger Kalorien, enthält hat aber genauso viel Kalzium. Beim Fisch sollten Sie vor allem auf fettreiche Seefische, wie Lachs, Makrele oder Hering zurückgreifen. Diese Fische enthalten hohe Gehalte an Omega-3-Fettsäuren. Bedenken Sie, dass auch heimische Kaltwasserfische wie der Saibling eine willkommene Alternative darstellen.

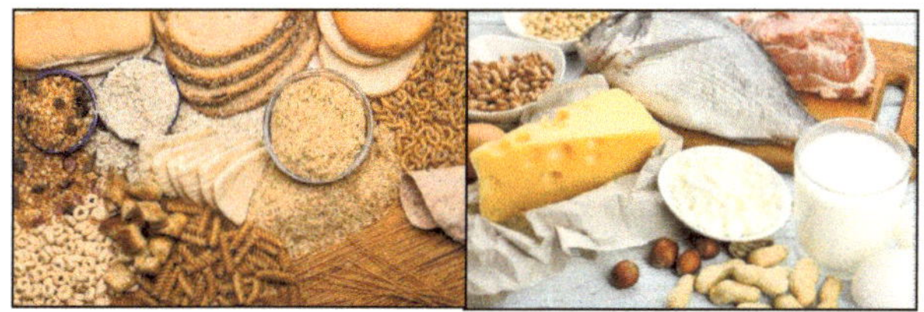

³⁷

Abbildung 37: Makronährstoffe Eiweiß, Fett und Kohlenhydrate

Fette, Öle und Süßigkeiten: Süßigkeiten, Chips und Ähnliches sind zwar kein Teil einer gesunden und ausgewogenen Ernährung, trotzdem allerdings ab und zu erlaubt. Mehr als eine Portion täglich sollte allerdings nicht verzehrt werden.

Bei Ölen gilt Qualität vor Quantität. Prinzipiell sollten täglich ein bis zwei Esslöffel pflanzliche Öle, Nüsse oder Samen verzehrt werden. Da hochwertige pflanzliche Öle, wie Walnuss-, Soja-, Lein-, Sesam-, Maiskeim-, Sonnenblumen-, Kürbiskern- und Traubenkernöl sowie Nüsse und Samen wertvolle mehrfach ungesättigte Fettsäuren enthalten, sind sie aus einer bedarfsgerechten Ernährung nicht wegzudenken, siehe Abbildung 38. Für Butter, Margarine oder Schmalz gilt das selbstverständlich nicht. Derartige Streich- und Backfette sollten nur in

---

³⁷ Web, www.google.at, 27

geringen Mengen verzehrt werden. Ähnlich verhält es sich mit Schlagobers, Sauerrahm und Crème Fraiche.

Tipp: Wenn Sie eine Naschkatze sind, legen Sie sich Ihre tägliche Portion Süßes heraus. Das hilft, den Süßigkeitenkonsum in Maßen zu halten.

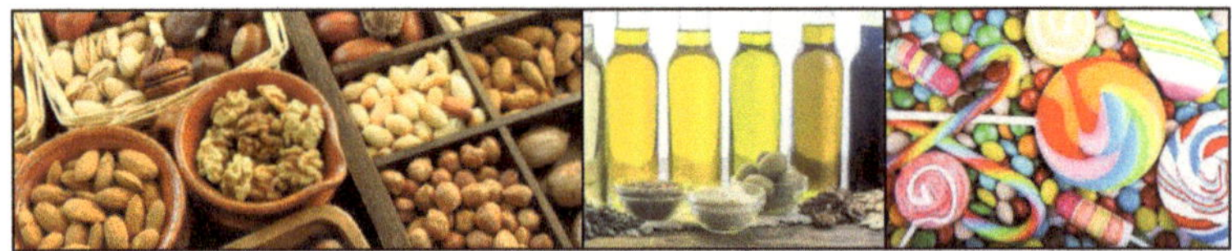

38

Abbildung 38: Nahrungsergänzungen, Mikronährstoffe

2.7.2. Was sollten Sie bei der Wahl der Lebensmittel beachten?

Wer neben einer großen Vielfalt auch bei der Wahl der Lebensmittel auf die Herkunft der Produkte achtet, kann sich selbst, der Umwelt und den heimischen Bauern etwas Gutes tun. Denn regionale und saisonale Produkte gehen mit kürzeren Transportwegen, mehr Frische und in der Regel mit einem geringeren Preis einher.

Tipp: Achten Sie beim Kauf diverser Lebensmittel auf die Nährwerttabelle: Ab Dezember 2016 ist die Nährwerttabellenkennzeichnung in Kraft getreten, siehe Abbildung 39. Das heißt bei allen Lebensmitteln müssen der Brennwert, Fett, gesättigte Fettsäuren, Kohlenhydrate, Zucker, Eiweiß und Salz angegeben werden (Art 30 EU-Informationsverordnung). Auf den meisten Verpackungen werden die „Big Seven" angegeben, also die sieben wichtigsten Angaben wie Energiegehalt in Kilojoule (kJ) oder Kilokalorien (kcal), Fett, gesättigte Fettsäuren, Kohlenhydrate, Zucker, Eiweiss und Salz. Doch auch weitere Nährstoffe wie Nahrungsfasern, Mineralstoffe, Vitamine oder sekundäre Pflanzenstoffe können ihren Platz in der Auflistung haben.

Die Anzeige bezieht sich zum einen auf 100 Gramm beziehungsweise 100 Milliliter und zum anderem auf die angegebene Portionsgröße. Zusätzlich wird jeweils die Prozentangabe des Anteils am durchschnittlichen Tagesbedarf vermerkt, was eine schnelle Überprüfung des Nahrungsmittels zulässt. Dabei wird allerdings immer von einer normalgewichtigen, gesunden, erwachsenen Person ausgegangen, was bei der Beurteilung der angegebenen Zahlen berücksichtigt werden muss. Will man das Produkt daraufhin prüfen, ob es sich auch für den Einsatz bei einer Gewichtsreduktion eignet, kann man sich nur begrenzt an dieser Angabe orientieren. Wenn Sie Ihr Gewicht reduzieren wollen, ist es sinnvoll, hauptsächlich Produkte mit einem Fettgehalt von 0 bis maximal 15 Gramm pro 100 Gramm zu verwenden.

Nährwerte	ø/100 g	ø/30 g (ca. 3 Stück)	%RI
Energie	2101 kJ/502 kcal	629 kJ/150 kcal	8 %
Fett	23,4 g	7,0 g	10 %
davon gesättigte Fettsäuren	9,3 g	2,8 g	14 %
Kohlenhydrate	64,7 g	19,4 g	7 %
davon Zucker	26,2 g	7,9 g	9 %
Eiweiß	6,8 g	2,0 g	4 %
Salz	0,75 g	0,23 g	4 %
RI (reference intake) = Referenzmenge für einen durchschnittlichen Erwachsenen (8400 kJ/2000 kcal)			

Packung enthält ca. 10 Portionen à 30g.

[39]

Abbildung 39: Nährwerttabelle

---

[38] Web, www.google.at, 27
[39] Web, www.ndr.de, 2016, 28

3. Resümee

Zusammenfassend kann gesagt werden, wer sich zwei bis drei Mal in der Woche sportlich betätigt in welche Weise auch immer, sich bewusst ernährt und den Bewegungsapparat aufrecht erhält, ist am besten Weg einen lebenslangen Büroalltag ohne körperliche Beschwerden gut zu meistern. Bei regelmäßigem Sport verbessert sich zusätzlich das Gespür, die Bedürfnisse des Körpers zu erkennen, und eine ausgewogene Ernährung wird oft automatisch wichtiger.

Sie dürfen nicht vergessen, der Körper ist ein „Gewohnheitstier", das heißt für Sie Step by Step. Eine zu schnelle Umstellung von heute auf morgen geht meistens nach hinten los und schadet Ihrem Körper mehr, anstatt für ein gutes Wohbefinden zu sorgen. Mein persönlicher Tipp: Probieren Sie viel aus, hören Sie auf sich selbst und finden Sie Ihre passende Sportart, die Ihnen Spaß macht. Nur dann haben Sie auch langfristig Freude an einer gesunden Lebensweise und können tolle Erfolge erzielen. Ich spreche aus eigener Erfahrung und sage Ihnen: „Sport ist zu meiner persönlichen Leidenschaft geworden und ein Leben ohne könnte ich mir nicht mehr vorstellen."

4. Literaturnachweis

Fitness für Vielsitzer: - GRÄFE UND UNZER Verlag GmbH, Auflage: 2 (7. August 2017)

Öffentliches Gesundheitsportal.: *Bandscheibenvorfall Diagnose & Therapie.* Online im Internet: https://www.gesundheit.gv.at/krankheiten/koerper/wirbelsaeule/bandscheibenvorfall-diagnose-behandlung> Stand: 5.5.2018

Unabhängige Gesundheits-Information durch myLife Media GmbH. Online im Internet: https://rueckenschmerzen.behandeln.at/rueckenuebungen.html>, Stand: 5.6.2018

Öffentliches Forum mit persönlichen Erfahrungen und Mitteilungen. Online im Internet: **https://shuru.de/muskelverkuerzung/>**, Stand: 3.7.2018

Website des Spportstudio´s Sportif mit Auskünften über Ernährung, Fitness und Gesundheit. Online im Internet: http://www.sportif.de/fragen-antworten/41-wieso-ist-das-ausdauertraining-so-wichtig.html>, Stand: 10.04.2018

Durch Bundesministerium für Arbeit, Soziales, Gesundheit und Konsumentenschutz, Redaktion der Firma Gesundheit Österreich GmbH. Online im Internet: https://www.gesundheit.gv.at/leben/lebenswelt/beruf/arbeitsplatz/ergonomie-am-arbeitsplatz>, Stand: 21.6.2018

Auf Gesundheitsthemen spezialisiertes Online-Unternehmen mit Sitz in Köln. Online im Internet: https://www.gofeminin.de/abnehmen/ausgewogene-ernaehrung-s1948405.html>, Stand 18.06.2016

5. Abbildungsverzeichnis

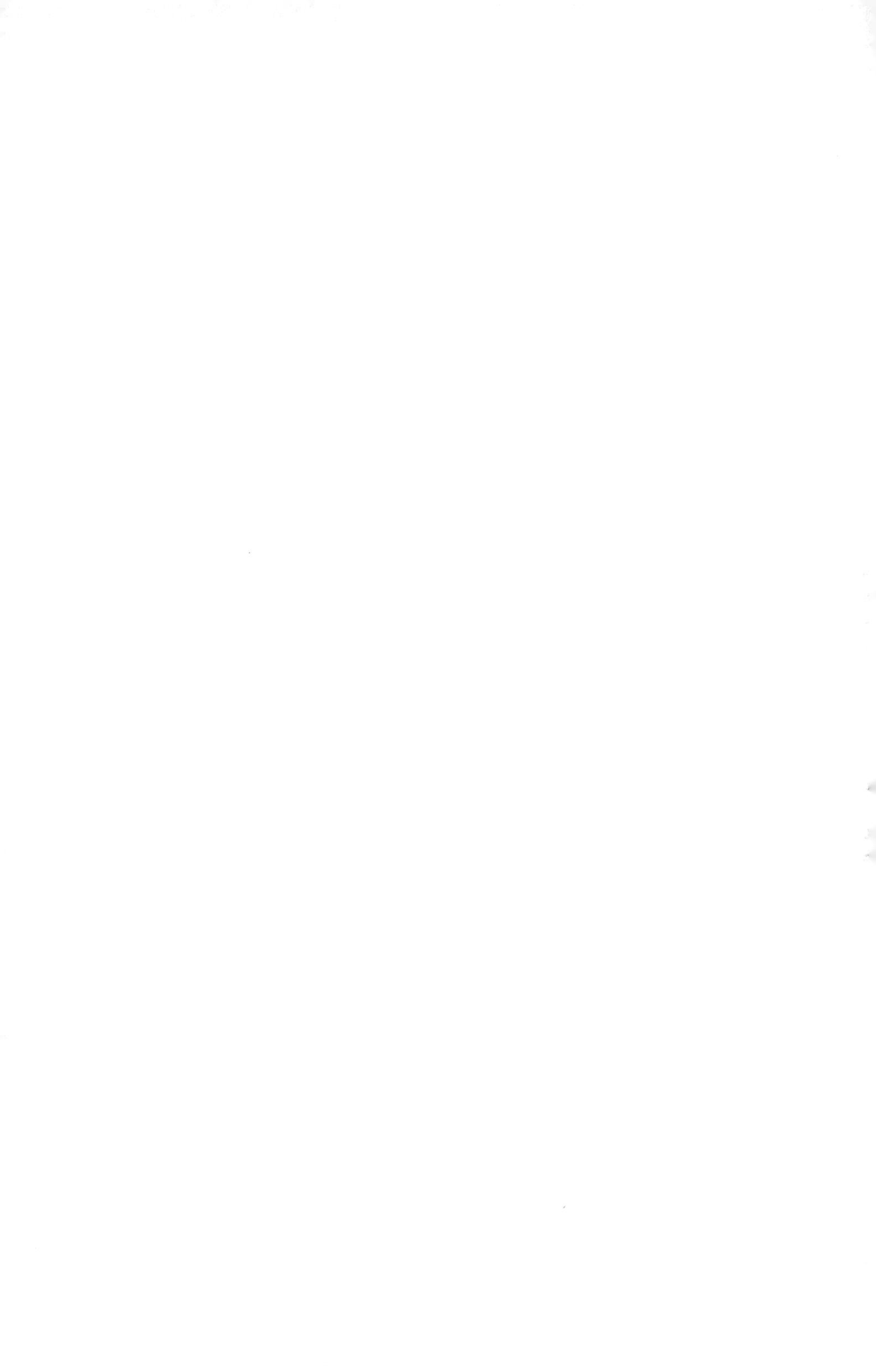